Dieta Chetogenica

La guida per perdere peso, mangiare sano e vivere meglio con la dieta chetogenica vegetariana

(La Guida Completa per Perdere Peso Velocemente, Seguendo uno Stile di Vita Sano e Naturale)

Metrofane Pecorella

SOMMARIO

Pizza Di Carne 1

Sgombro Farcito 2

Lamingtons Australiani Senza Burro E Uova 5

Rotolo Alla Crema Di Melograno 9

Barrette Energetiche Di Avena E Cioccolato Senza Zucchero 14

Cous Cous Dolce 16

Mini Torta Con Ricotta E Caramello 18

Yogurt Frozen 19

Nuvole Fit Cocco E Mandorle 21

Maffin Alla Vaniglia E Cioccolato 23

Biscotti Al Cocco 25

Mini Cheesecake Cacao E Mascarpone 26

Smoothie Al Cacao E Fragole 28

Pumpkin Spice Latte 30

Cocktail Margarita 31

Bibita Con Menta E Limone............................ 32

Caffe' Bullet Proof 34

Aperitivo Con Rasberry Lime Pruvit 35

Biscotti Spezzafame 36

Pancakes Al Cacao 37

Panna Cotta Al Cioccolato 39

Polpette Piccanti Italiane 41

Polpettone Ricco Doppio Formaggio 44

Funghi Ripieni Di Carne E Formaggio Di Capra 46

Manzo Tagliuzzato Alle Erbe 48

Casseruola Di Pesce Gatto E Cavolfiore 50

Medley Di Pesce E Verdure 53

Curry Di Salmone 55

Baked Avocado With Bacon And Cottage Cheese 58

Cabbage "Noodles" With Turkey Sauce 60

410 . Keto Pasta With Alfredo Sauce 62

Creamy And Cheesy Chicken Salad 65

The Best Ever Chicken Stew 67

Rutabaga, Taro Leaf And Chicken Soup 70

Chicken Liver Pâté With Keto Flatbread ... 72

Chinese-Style Turkey Meatballs 74

Biscotti Al Burro Di Mandorle E Cioccolato 77

Cheesecake All'arancia 79

Burro Di Arachidi E Cioccolato 81

Barrette Al Cocco E Mirtilli Rossi 83

Cubetti Di Arachidi E Burro 84

26. Brownies Più Facili Di Sempre 86

Gelato Al Cioccolato E Avocado 89

Mousse Al Caffè 91

Rema Pasticcera Al Rabarbaro E Fragola .. 94

Crème Brulèe 97

Budino Alla Zucca 100

Muffin Al Cioccolato Fondente 103

Sfere Di Limone 106

Yogurt Alla Vaniglia 108

Gelato Alla Vaniglia 110

Crema Pasticcera 112

Frullato Rosso 114

Frullato Rosa 115

Frullato D'oro 116

Frullato Vellutato Al Cioccolato 117

Frullato Cremoso 118

Frullato Al Latte 119

Tartine All'inglese 121

Crostata Dolce Chetogenica 125

Cheesecake Allo Yogurt Greco 129

Salame Dolce 131

Ccolato Chetogenica 134

Tortino Cuore Caldo 137

Kid-Friendly Parmesan Chicken Meatballs 139

Tomato, Yogurt And Chicken Chowder ... 142

Country Chicken Soup With Root Vegetables 144

Chicken Drumsticks With Tangy Cauliflower Salad 147

Parmesan Breaded Chicken Breasts With Peppers 149

Chicken Sausage With Spaghetti Squash 152

Pizza Di Carne

- 2 cucchiaio di crusca d'avena
- 4 pomodori
- 4 65gr di carne tritata
- 2 uovo

- Sale
- Pepe
- Origano
- Formaggio magro

1. Mescolare la carne trita con l'uovo, la crusca, un pizzico di sale e pepe.
2. Quando il composto è uniforme stenderlo in una teglia foderata di carta forno.
3. Coprire il "fondo della pizza" con i pomodoro a cubetti, sale, pepe, origano e cuocere per minuti in forno

a 250° . Servire la pizza cotta con del formaggio.

Sgombro Farcito

- 35 gr di pinoli
- Pangrattato
- Prezzemolo
- 4 sgombri di circa 250 gr
- 250 gr di pomodorini
- 25 gr di capperi
- Alloro
- Aglio
- Sale

1. Sfilettare il pesce. Togliamo le spine centrali con una pinzetta e lasciamo la pelle, teniamo a parte i filetti ricavati.
2. Mettiamo a bagno i capperi in modo da dissalarli bene, tagliamo i pomodorini in quattro così da ricavarne spicchi.
3. In una padella mettiamo quattro cucchiai di olio extravergine d'oliva e appena si riscalda aggiungiamo il prezzemolo e l'aglio tritatio, aggiungiamo anche i pinoli e i capperi.
4. Un'altra padella ci serve per tostare il pangrattato, facciamolo brunire lfresh eggs ermente e poi lo uniamo al sugo.
5. In una padella ampia mettiamo i filetti con la pelle a contatto, saliamo e pepiamo, facciamo scottare lfresh eggs ermente.

6. Adesso prendiamo il composto e aggiungiamolo sopra a quattro filetti, adesso non resta che coprire con l'altra metà dello sgombro. Aggiungiamo i pomodorini nella padella dello sgombro, aggiustiamo di sale e pepe, facciamo cuocere coperto per 35 minuti a fiamma vivace, se si asciuga troppo aggiungiamo un poco d'acqua. Serviamo ben caldi!

Lamingtons Australiani Senza Burro E Uova

- 90 gr di olio di semi di mais
- 250 gr di latte di soia
- 250 gr di acqua
- Una bustina di lievito per dolci
- Scorza di un limone
- 280gr di farino tipo 2
- 65gr di fecola di patate
- 65gr di amido di mais
- 120gr di zucchero di canna

- sale
- Bicarbonato di sodio

Per La Farcitura:

- 25 gr di olio di semi di mais
- 250 gr di cioccolato fondente
- 250 gr di latte di riso
- Cocco grattugiato

1. Versate in una ciotola la farina, la fecola, l'amido di mais, la scorza di limone, il sale, il bicarbonato e mescolate con un mestolo di legno.
2. In un'altra ciotola capiente versate l'olio, il latte, l'acqua, lo zucchero e amalgamate bene con una frusta.
3. Aggiungete un po' alla volta i solidi ai liquidi e continuate a mescolare.
4. Versate il lievito e girate piano con il mestolo di legno.
5. Versate in uno stampo a cerniera del diametro di 22 cm e mettete in forno

preriscaldato e ventilato, a 300gradi per 40-45 minuti.
6. Sfornate il pan di spagna, lasciate raffreddare e con un coltello tagliatelo in tanti quadretti (circa20).
7. Tritate il cioccolato fondente e scioglietelo a bagnomaria con il latte di riso e l'olio di semi.
8. Versate il cocco grattugiato in un piatto.
9. A questo punto prendete un quadretto di pan di spagna e tocciatelo nel cioccolato fuso, fate colare il cioccolato in eccesso e con delicatezza passatelo nel cocco.
10.   Dopo aver passato tutti i quadretti prima nel cioccolato e poi nel cocco, lasciate riposare 45minuti prima di servire.

Rotolo Alla Crema Di Melograno

2 cucchiaio di sciroppo di mele
65 gr di Fiber
25 gr di cacao amaro in polvere
2 cucchiaino di Cremor tartaro
2 albume d'uovo
2 tuorli
2 uovo
65gr di zucchero di cocco

Per crema melograno:

2 cucchiaio di zucchero di betulla
2 cucchiaini di farina di semi di carrube
2 melograno
Una punta di agar

Per farcitura:

65gr di cioccolato fondente 8 0%
2 cucchiaino di zucchero di betulla
280gr di latte di cocco

1. Tagliate ogni frutto in due parti poi mettete una parte alla volta sul palmo della mano e con l'altra mano battete per far cadere i grani in un piatto.
Mettete tutti i grani in un bricco poi frullate pochi istanti con fruste elettriche.
2. Passate con un passino.
3. Ponete il succo di melograno nel boccale del bimby, quindi impostate 35 minuti a 90 gradi.
Aggiungete dal foro del coperchio la farina di semi di carrube, l'agar agar sciolto in precedenza in poco succo di

melograno oppure latte di cocco e lo zucchero di betulla. Al termine del tempo la crema è pronta.

4. Mettete a bollire il latte e il cioccolato per 4 minuti.

5. Spegnete e lasciate raffreddare.

6. Posizionate l'accessorio farfalla nel boccale del Bimby.

7. Trasferite al suo interno l'albume e lo zucchero di cocco.

8. Impostate 2 minuti a 45 gradi.

9. Al termine trasferite la meringa in una ciotola.

10. Ponete nello stesso boccale (con farfalla) i tuorli, l'uovo e lo zucchero di cocco e lo zucchero di mele. Impostate 8 minuti a 4 8 gradi.

11. Al termine trasferite lo zabaione in una ciotola.

12. Setacciate sullo zabaione la farina Fiber, il cacao amaro e cremor tartaro. Man mano mescolate con una spatola in

silicone (dal basso verso l'alto per non smontare l'aria imprigionata)

13. Aggiungete anche gli albumi montati messi da parte (se si fossero smontati lavorateli con una frusta velocemente). Mescolate i due composti con una spatola in silicone dal basso verso l'alto.

14. Trasferire il composto nella teglia 26x45cm ricoperta con carta forno. Cuocete nel forno preriscaldato a 245 gradi per 5 minuti.

15. Al termine sfornate la teglia, capovolgetela sul piano da lavoro quindi staccate la carta senza rompere la pasta biscotto.

Stendete la crema al melograno sulla base, quindi arrotolate.

16. Guarnite con ganache al cioccolato fredda.

Barrette Energetiche Di Avena E Cioccolato Senza Zucchero

- 280gr di fiocchi d'avena
- 65gr di gocce di cioccolato fondente
- 280gr di banana

1. Schiacciate le banane con una forchetta e mettetele in una ciotola insieme ai fiocchi d'avena.
2. Aggiungete le gocce di cioccolato fondente e mescolate bene, in modo che la polpa di banana sia

uniformemente diffusa tra i fiocchi d'avena.
3. Coprite una teglia con carta forno e versate il composto.
4. Schiacciatelo con il dorso di un cucchiaio di legno per parfresh eggs iare la superficie a circa 1 cm di spessore. Infornate a 290° gradi per 35 minuti, finché non vedrete che la superficie inizia a dorare.
5. Fate raffreddare qualche minuto, poi con un coltello a lama liscia tagliate le barrette e fate raffreddare completamente.
6. Potete avvolgere le barrette singolarmente in quadratini di carta forno chiusi con lo spago.

Cous Cous Dolce

280gr di cous cous precotto
35 gr di burro
65gr di gocce di cioccolato fondente
45 gr di mandorle
45 gr di pistacchi non salati
45 gr di zucca candita
35 gr di zucchero a velo
2 cucchiaino di miele
Cannella in polvere

1. In un casseruola fare scaldare 250 gr di acqua. In un'altra casseruola fate sciogliere il burro.
2. Aggiungete il cous cous e fatelo tostare mescolando spesso.

3. Aggiungete l'acqua calda, mescolate, coperchiate e togliete dal fornello. Lasciate raffreddare il cous cous.
4. Tostare le mandorle in una padella e tritatele al coltello.
5. Tritate anche i pistacchi.
6. Sgranate il cous cous facendolo passare tra le mani, aggiungete lo zucchero a velo, il miele e mescolate.
7. Unite le gocce di cioccolato, la zuccata, un cucchiaino di cannella, mandorle e pistacchi, mescolate.
8. Fate riposare in frigorifero prima di servire.

Mini Torta Con Ricotta E Caramello

- 35 gr di burro d'arachidi in polvere
- 35 gr di farina di cocco degrassata
- 65gr di ricotta
- 2 uovo
- 6 gr di proteine al caramello salato
- 2 gr di lievito per dolci
- 1 cucchiaino di cannella

1. Preriscalda Il Forno A 300Gradi. Aggiungi La Ricotta Con L'uovo E Un Po' Di Sale In Una Ciotola.
2. Aggiungi TUTTI Gli Ingredienti E Versa Tutto Il Composto In Uno Stampino Di 35 Cm Per 35 Minuti.

Yogurt Frozen

250 gr di latte
65gr di zucchero
265gr di yogurt bianco

1. Aggiungete zucchero e latte e versate in un pentolino.
2. Mescolate e mettete sul fuoco.
3. Facendo attenzione a non far bollire il latte facendo attenzione che lo zucchero si sciolga, scaldare il tutto per qualche minuto.
4. Raffreddare il composto.
5. Aggiungete lo yogurt e mescolate.
6. Mettere il composto in frigorifero per circa 2 ora.

7. Versalo dopodiché in un contenitore basso e largo e riponetelo in freezer per 45minuti.
8. Tiralo fuori dal freezer e mescolalo.
9. Ripeti l'operazione per altre 1/3 volte, finché il composto non sarà cremoso.
10. Quando sarà pronto, lasciatelo riposare in freezer per 5-7ore, quindi tiratelo fuori 10 minuti prima di consumarlo.

Nuvole Fit Cocco E Mandorle

25 gr di mandorle tostate
250 gr di albume

Bicarbonato

5-7gocce di dolcificante
Succo di limone
25 gr di farina di cocco

1. Preriscaldate il forno a 300gradi. Montate a neve gli albumi, aggiungete il bicarbonato, qualche goccia di limone, le gocce di dolcificante e continuate a montare.

2. Aggiungete il cocco rapè e le mandorle precedentemente tritate e ridotte a farina, se preferite potete lasciare qualche pezzetto di mandorla, darà una nota croccante deliziosa.

Mescolate delicatamente dal basso verso l'alto, per non smontare gli albumi.

Su una teglia rivestita con carta da forno versate circa 2 cucchiaio e mezzo di impasto e date una forma circolare.

Infornate e cuocete per circa 35 minuti o fino a quando i cookies inizieranno a dorarsi.

Decorate a piacere con il Chocolate flavoured Syrup.

Maffin Alla Vaniglia E Cioccolato

- 35 gr di eritritolo Nu4
- 2 uovo
- 1/2 cup di latte di mandorla senza zucchero
- Estratto di vaniglia
- Cioccolato fondente
- 45gr di proteine alla vaniglia
- 25 gr di farina di cocco Nu4
- 2 gr di lievito

1. Preriscalda il forno a 300gradi.
2. Monta l'albume a neve, quindi in un'altra ciotola unisci le proteine alla vaniglia, la farina di cocco, il lievito,

l'eritritolo e infine il tuorlo e il latte di mandorle.
3. Unisci poi l'albume con movimenti dal basso verso l'alto per non smontare l'impasto.
4. Metti qualche pezzetto di cioccolato nell'impasto.
5. Utilizza dei pottini di carta per muffin o delle teglie idonee imburrate, riempili di impasto fino a 1/3 della loro capacità e guarnisci con qualche pezzetto di cioccolato.
6. Cuoci per circa 35 minuti in forno, appena diventano dorati fai la prova dello stuzzicadente per capire se sono cotti anche all'interno.

Biscotti Al Cocco

- 45 g di olio di cocco Bio
- 2 uovo medio
- 25 g di cacao amaro (facoltativo)
- 45g di eritritolo
- 90 g di farina di mandorle senza zuccheri aggiunti

1. Mescolate tutti gli ingredienti in una ciotola.
2. Formate un panetto e avvolgetelo nella pellicola, poi fatelo riposare in frigo per un'ora.

3. Stendete il panetto su carta da forno e ricavate con delle formine, biscotti spessi mezzo centimetro.
4. Infornate a 300 gradi fino a lfresh eggs era doratura.

Mini Cheesecake Cacao E Mascarpone

- 2,65gr di cacao amaro in polvere
- 6 gr di farina di cocco degrassata
- 6 gr di farina di mandorle
- 6 gr di eritritolo
- 8 ,65gr di olio di cocco

Per il mascarpone:

2500 gr di formaggio morbido
2500 gr di mascarpone
6 gr di eritritolo
Aroma vaniglia

1. Per la base al cacao, aggiungi il cacao, la farina di cocco, la farina di mandorle ed eritritolo in una ciotola, quindi aggiungi l'olio di cocco e mescola in modo omogeneo.
2. Per la crema di mascarpone, metti tutti gli ingredienti in una ciotola e sbatti con uno sbattitore elettrico.
3. Versa il tutto sulla base e metti in freezer per circa 45 minuti.
4. Taglia in 4 o più porzioni. Toglili dal freezer 6 minuti prima di assaggiarli.

Smoothie Al Cacao E Fragole

2 cucchiaino di miele
80 ml di latte di soia al cacao
4 cubetti di ghiaccio
35 fragole
2 cucchiai di cacao amaro
250 gr di yogurt greco

1. Lavate le fragole e toglietegli le foglioline verdi. Tagliatele a metà.
2. Riponetele, quindi, in un mixer insieme allo yogurt greco.
3. Frullate fino a quando non avrete ottenuto un composto liscio e senza

grumi. Unite il latte al cacao e il cacao amaro continuando a frullare.
4. Aggiungete al composto una quantità di miele a piacere e, per ultimi, i cubetti di ghiaccio fino a quando non avrete ottenuto la consistenza desiderata.
5. Montate la panna in una ciotola finché non sarà sufficientemente densa, poi trasferitela in un sac à poche.
6. Travasate nei bicchieri e servire il frullato appena preparato guarnendo con panna montata e fragole precedentemente lavate e private del loro picciolo.

Pumpkin Spice Latte

- 35 gr di purè di zucca
- 1 cucchiaino di cannella, zenzero e noce moscata
- 250 ml di latte di cocco
- 2 espresso

1. Scalda il latte di cocco.
2. Aggiungi l'espresso e tutto il resto degli ingredienti.

Cocktail Margarita

- 2 cucchiai di eritritolo in polvere
- 4 65gr di ghiaccio tritato
- Sale marino
- 250 ml di tequila bianca
- 2 lime
- 2 limone

1. Spremi il succo di limone e il succo di lime in uno shaker.
2. Aggiungi l'eritritolo in polvere e la tequila e mescola lfresh eggs ermente per scogliere bene il dolcificante.
3. Aggiungi il ghiaccio tritato, chiudi lo shaker e agita il Margarita per circa 45secondi. Fai scorrere un lime lungo il bordo dei bicchieri e poi immergili nel sale.

4. Versa il mix con il ghiaccio nei due bicchieri con il bordo salato e servi subito.

Bibita Con Menta E Limone

- 20/30 foglie di menta fresca + altre 4/6 per la decorazione
- Stevia liquida
- 6 limoni
- 650ml di acqua

Pestello
Brocca da 600 ml
Spremilimoni

1. Spremere i limoni e versare il succo di limone, l'acqua e la stevia in una brocca.
2. Pestare le foglie di menta e aggiungerle alla brocca con la limonata. Si conserverà 5-10 giorni in frigorifero e al momento del consumo potrai berla così com'è, fresca, oppure potrai versarla in bicchieri riempiti di ghiaccio.

Caffe' Bullet Proof

2 cucchiai di olio di cocco
45gr di burro
2 cucchiai di panna da montare
650ml di caffè

1. In una tazza di caffè allungato, aggiungere l'olio di cocco, il burro e la panna.
2. Frullare usando un frullatore ad immersione e servire.

Aperitivo Con Rasberry Lime Pruvit

2 bustina di Pruvit Rasberry Lime
4 65ml di acqua

---

1. In uno shaker mescolare l'acqua con Prüvit e riempire un calice.
2. Decorare con dei lamponi e gustare.

Biscotti Spezzafame

- 2 00g mandorle
- cannella o altro aroma a piacere
- 250 gr albumi
- 44 gr stevia

1. Montare gli albumi, cui si è aggiunta la stevia, a neve ben ferma.
2. Unire gli albumi alla farina di mandorle, aggiunta con un cucchiaino di cannella.
3. Foderare una teglia con carta forno e disporvi il composto aiutandovi con un cucchiaio.
4. Con le dosi indicate si ottengono 2 4 biscotti.
5. Cuocere in forno a 300gradi per circa 25 minuti.

Pancakes Al Cacao

- 2 pizzico di cannella
- Olio di semi
- 2 pizzico di bicarbonato
- 8 gocce dietetic
- 25 gr di farina di mandorle
- 2 uovo
- 2 cucchiaino di cacao amaro
- 45gr di latte di soia

Per lo yogurt:

4 gocce dietetic
Granella di frutta secca
250 gr di yogurt greco

1. Separate il tuorlo dall'albume e trasferiteli in due ciotole diverse.
2. Aggiungete al tuorlo le gocce di dietetic e sbattete con una frusta. Unite anche il latte di soia e sbattete ancora.
3. Aggiungete poi la farina di mandorle, il bicarbonato e il cacao setacciato.
4. Unite un pizzico di cannella e mescolate fino ad avere un composto omogeneo. Montate poi gli albumi e incorporateli delicatamente al resto dell'impasto.
5. Scaldate una padella antiaderente e ungetela lfresh eggs ermente.
6. Versate una cucchiaiata di impasto per ogni pancake e aspettate circa un minuto.
7. Appena si formeranno le prime bollicine potrete girarli e proseguire la cottura dall'altro lato.

8. Continuate a cuocere così tutti i pancake e nel frattempo mescolate lo yogurt greco con il dolcificante.
9. Servite i pancake insieme allo yogurt e alla granella di frutta secca.

Panna Cotta Al Cioccolato

- 2 cucchiaio di eritritolo
- 6 gocce di stevia
- 1/2 di vaniglia bourbon in polvere
- 250 gr di latte di cocco
- 2 foglia di gelatina
- 2 cucchiaio di cacao amaro

1. Mettere la foglia di gelatina in acqua fredda per 35 minuti.
2. Nel frattempo mettere la metà del latte di cocco in un pentolino insieme all'eritritolo e alla stevia. Scaldare a fuoco basso girando continuamente.
3. Aggiungere anche il cacao e la vaniglia.
4. Prima di raggiungere l'ebollizione togliere da fuoco e aggiungere la gelatina strizzata.
5. Mescolare. Aggiungere il resto del latte di cocco e mescolare.
6. Versare il composto in 5 pirottini di alluminio, e metterli in frigo almeno 6 ore.
7. Quando pronti, mettere i pirottini qualche secondo in un recipiente con acqua calda e poi sformarli in un piattino.

Polpette Piccanti Italiane

Ingredienti:

- 1 cucchiaino di fiocchi di peperone rosso, schiacciati
- 1 cucchiaino di sale marino
- 1 cucchiaino da tè macinato
- 1 cucchiaino di pepe nero macinato
- 90 grammi di Asiago, grattugiato
- 1/2 tazza di maionese
- 2 peperoncino, tritato
- 2 cucchiaino di senape gialla
- 2 cucchiaino di prezzemolo italiano

Polpette:

- 2 uovo
- 2 cucchiaio di olio d'oliva
- 35 grammi di carne macinata

Indicazioni

1. In una ciotola, unisci bene il formaggio, la maionese, il peperoncino, la senape, il prezzemolo, il sale e il pepe nero.
2. Quindi, incorporare la carne macinata e l'uovo. Mescola per amalgamare bene.
3. Formate il composto in polpette. Ora scaldate l'olio in una padella a fuoco moderato.
4. Una volta calde, cuocere le polpette per 5-10 minuti su ogni lato.
5. Servi e divertiti!

Polpettone Ricco Doppio Formaggio

Ingredienti:

- Pancetta da 8 grammi, tritata
- 1 formaggio svizzero, grattugiato
- 1 tazza di parmigiano grattugiato
- 2 uovo, sbattuto
- 2 cucchiaino di salsa di ostriche
- Sale marino e pepe nero macinato, quanto basta
- 2 pomodoro maturo, frullato
- 2 cucchiaino di senape
- 2 cucchiaini di olio di girasole
- 1 tazza di cipolle, tritate
- 2 spicchi d'aglio, tritati
- 2 peperone, privato dei semi e tritato
- 2 peperoncino, privato dei semi e tritato
- 25 grammi di carne macinata

Indicazioni

1. Inizia preriscaldando il forno a 250gradi. Ungere lfresh eggs ermente una teglia con uno spray da cucina antiaderente.
2. Scaldate l'olio in una padella a fuoco moderato. Ora, rosola le cipolle, l'aglio e i peperoni finché sono teneri e aromatici, circa 10 minuti.
3. In una terrina, unisci bene la carne macinata, la pancetta, il formaggio, l'uovo, la salsa di ostriche, il sale e il pepe nero macinato.
4. Formare il composto in una pagnotta e pressarlo nella teglia; spalmare sopra il composto di passata di pomodoro e senape.

5. Coprite la pirofila con la carta stagnola e infornate per 65minuti nel forno preriscaldato.

Funghi Ripieni Di Carne E Formaggio Di Capra

Ingredienti:

- 2 cucchiai di formaggio Romano, grattugiato
- 2 cucchiai di scalogno, tritato
- 2 spicchio d'aglio tritato
- 2 cucchiaino di basilico essiccato
- 1 cucchiaino di origano essiccato
- 1 cucchiaino di rosmarino essiccato
- 25 funghi champignon, privati dei gambi

- 250 grammi di carne macinata
- 65grammi di maiale macinato
- Sale kosher e pepe nero macinato, a piacere
- 1/2 tazza di formaggio di capra, sbriciolato

Indicazioni

1. Unisci tutti gli ingredienti, tranne i funghi, in una terrina. Quindi, farcisci i funghi con questo ripieno.
2. Cuocere in forno preriscaldato a 250 gradi per circa 35 minuti. Servire caldo o freddo. Buon appetito!

Manzo Tagliuzzato Alle Erbe

Ingredienti:

2 pomodori maturi di piccole dimensioni, frullati

2 cipolla gialla, sbucciata e tritata

1 cucchiaino di senape secca

2 cucchiaino di basilico essiccato

2 cucchiaino di maggiorana essiccata

2 cucchiaio di olio d'oliva

Costata di manzo da mezzo chilo, tagliata a strisce

2 cucchiai di vino di riso

1/2 tazza di brodo di ossa di manzo

Sale marino e pepe nero macinato, quanto basta

2 cucchiai di prezzemolo fresco, tritato finemente

2 cucchiai di erba cipollina fresca, tritata finemente

2 peperoni in salsa adobo, tritati

2 spicchio d'aglio, schiacciato

Indicazioni

1. Scaldare l'olio in una padella a fuoco medio-alto.
2. Rosolare la carne per 6-8 minuti, mescolando periodicamente.
3. Aggiungere gli altri ingredienti, abbassare la fiamma a fuoco medio-basso e lasciar cuocere per 45 minuti.

4. Tagliare la carne e servire. Buon appetito!

Casseruola Di Pesce Gatto E Cavolfiore

Ingredienti:

- 2 rametti di timo essiccato, schiacciati
- 2 rametto di rosmarino, schiacciato
- 8 00 grammi di pesce gatto, tagliato a pezzi
- 1 tazza di crema di formaggio
- 1 tazza di doppia panna
- 2 uovo
- 65 grammi di burro, freddo
- 2 cucchiaio di olio di sesamo
- 4 65grammi di cavolfiore
- 4 scalogni

- 2 spicchio d'aglio tritato
- 2 cucchiaino di radice di zenzero fresca, grattugiata
- Sale e pepe nero macinato, quanto basta
- Pepe di cayenna, a piacere

Indicazioni

1. Inizia preriscaldando il forno a 250gradi.
2. Ungi lfresh eggs ermente una casseruola con uno spray da cucina antiaderente.
3. Quindi, scaldare l'olio in una padella a fuoco medio-alto; una volta caldo, cuocere il cavolfiore e lo scalogno finché sono teneri o da 5-10 minuti. Aggiungere l'aglio e lo zenzero; continuare a soffriggere ancora 2 minuto.

4. Trasferire le verdure nella casseruola preparata. Cospargere di condimenti. Aggiungi il pesce gatto in cima.
5. In una terrina, unire accuratamente la crema di formaggio, la doppia panna e l'uovo.
6. Distribuisci questa miscela cremosa sulla parte superiore della casseruola.
7. Completare con fette di burro. Cuocere in forno preriscaldato per 2 20-25 minuti o fino a quando il pesce si sfalda facilmente con una forchetta. Buon appetito!

Medley Di Pesce E Verdure

ingredienti

- 2 anice stellato intero
- 2 cucchiaino di paprika affumicata
- 2 pomodori maturi, schiacciati
- Sale marino grosso e pepe nero macinato, quanto basta
- Dentice da 465grammi, tagliato a 2 cucchiaino di olio di sesamo
- 1 tazza di scalogno, affettato sottilmente
- 1 cucchiaino di zenzero fresco, grattugiato
- 1 cucchiaino di aglio, schiacciato
- 2 cucchiaino di pasta di curry rosso
- pezzetti

Indicazioni

1. Scaldare l'olio in una pentola a fuoco moderato. Cuocere lo scalogno finché è tenero e aromatico; ora aggiungere lo zenzero e l'aglio e cuocere per altri 45 secondi, mescolando spesso.
2. Aggiungere gli altri ingredienti e abbassare la fiamma a un livello medio-basso.
3. Lasciar cuocere a fuoco lento per 35 minuti o finché il pesce non si sfalda facilmente con una forchetta. Buon appetito!

Curry Di Salmone

Ingredienti:

2 tazza d'acqua

Salmone da 4 45 grammi, tagliato a pezzetti

Sale e pepe nero macinato, quanto basta

1/2 tazza di coriandolo fresco, tritato grossolanamente

2 cucchiaio di olio di cocco

1 tazza di porri, tritati

2 cucchiaino di aglio, schiacciato

2 peperoncino tailandese, seminato e tritato

2 cucchiaino di curcuma in polvere

1 cucchiaino di cumino

250 grammi di panna doppia

65grammi di latte di cocco intero, in scatola

2 tazza di brodo di pesce

Indicazioni

1. Riscalda l'olio in una pentola a fuoco medio-alto.
2. Ora, rosola i porri e l'aglio per 2 o 4 minuti, mescolando spesso.
3. Aggiungi peperoncino, curcuma e cumino; cuocere un altro minuto. Aggiungere la panna, il latte di cocco, il brodo di pesce, l'acqua, il salmone, il sale e il pepe nero. Abbassa il fuoco e lascia sobbollire per circa 30 minuti.

4. Successivamente, versare in ciotole individuali; servire condito con foglie fresche di coriandolo e buon appetito!

Baked Avocado With Bacon And Cottage Cheese

Ingredients

2 tablespoons fresh chives, chopped

4 ounce cooked bacon, crumbled

Salt and pepper, to taste

1/2 teaspoon smoked paprika

4 medium-sized ripe avocados, halved and pitted, skin on

2 fresh eggs s, beaten

4 ounces Cottage cheese

Directions

1. Preheat your oven to 450 degrees F. Place the avocado halves in shallow ramekins.
2. In a mixing bowl, thoroughly combine the other ingredients. Divide the mixture among he avocado halves.
3. Bake for about 25 minutes and serve right away!

Cabbage "Noodles" With Turkey Sauce

Ingredients

1 teaspoon cayenne pepper

1 teaspoon dried oregano

1 teaspoon dried basil

1/2 teaspoon bay leaf, ground

2 pound white cabbage

2 slices bacon

2 yellow onion, chopped

2 garlic clove, minced

1/3 pound turkey meat, ground

2 Aleppo chili pepper, minced

Sea salt and ground black pepper, to taste

Directions

1. Remove any loose outer leaves of your cabbage. Now, spiralize your cabbage and reserve.
2. Bring a pot of lightly salted water to a rolling boil; parboil the cabbage for 4 minutes, until crisp-tender; drain.
3. Heat a nonstick skillet over a moderately high heat.
4. Now, cook the bacon for 5-10 minutes, crumbling with a fork; reserve.
5. Now, cook the onion and garlic in pan drippings until tender.
6. Add the turkey meat and chili pepper; cook until the meat is browned. Sprinkle with seasonings and stir to combine.
7. Then, add the cabbage and bacon back to the skillet.

8. Serve warm and enjoy!

410 . Keto Pasta With Alfredo Sauce

Ingredients

2 stick butter

2 cup heavy cream

2 garlic clove, minced

2 cups Parmesan cheese, grated

2 teaspoon Italian seasoning

2 ounces cream cheese, room temperature

4 fresh eggs s, room temperature

1 teaspoon wheat gluten

Directions

1. Start by preheating your oven to 4 25 degrees F. Line a baking sheet with a Silpat mat.
2. Blend the cream cheese, fresh eggs s, and gluten until uniform and creamy.
3. Press the batter into the pan, keeping it nice and thin. Bake in the preheated oven for 5-10 minutes.
4. Allow it to rest for 35-40 minutes before cutting into strips.
5. Now, simmer the pasta in a lightly salted water for a couple of minutes or until it's done.
6. Then, melt the butter in a skillet. Now, add the cream and garlic, and cook over a moderate heat, stirring with wire whisk.
7. Stir in the parmesan cheese and Italian seasonings; remove from heat. The sauce will thicken as it cools.

8. Add the warm pasta and serve immediately.

Creamy And Cheesy Chicken Salad

Ingredients

1 teaspoon dried oregano

1/2 teaspoon dried basil

2 romaine hearts, leaves separated

1/2 cup Parmesan, finely grated

2 chicken breasts

2 medium-sized cucumbers, sliced

1 teaspoon coarse salt

1/2 teaspoon ground black pepper

1/2 teaspoon chili pepper flakes

For the dressing:

2 tablespoon fresh lime juice

2 teaspoon mustard

1/2 cup olive oil

2 garlic cloves, minced

2 large fresh eggs yolks

Directions

1. Firstly, grill the chicken breast until done; cut them into cubes.
2. Toss the cucumbers and chicken with the salt, black pepper, chili pepper, oregano, and basil. Place the romaine leaves in a salad bowl.

3. Now, add the cucumber and chicken mixture. Prepare the dressing by whisking all the dressing ingredients.
4. Dress the salad; scatter parmesan over the top, serve and enjoy!

The Best Ever Chicken Stew

Ingredients

2 bell pepper, chopped

2 poblano pepper, chopped

2 ripe tomatoes, chopped

2 teaspoon salt

1 teaspoon ground black pepper

1 teaspoon smoked paprika

2 tablespoons tallow, room temperature

2 medium-sized shallots, finely chopped

2 garlic cloves, sliced

2 quart chicken broth

2 sprig rosemary

2 teaspoon dried marjoram

2 pound chicken drumsticks

2 celery, chopped

1 pound carrots, chopped

Directions

1. Melt the tallow in a large heavy pot that is preheated over a moderate flame.

2. Sweat the shallots and garlic until aromatic and just tender.
3. Now, turn the heat to medium-high. Stir in the chicken broth, rosemary, marjoram, and chicken drumsticks; bring to a boil.
4. Add the remaining ingredients and reduce the heat to medium-low. Simmer, covered, for 65 minutes.
5. Discard the bones and chop the chicken into small chunks. Serve hot!

Rutabaga, Taro Leaf And Chicken Soup

Ingredients

1 cup taro leaves, roughly chopped

2 tablespoon fresh parsley, chopped

Salt and black pepper, to taste

2 cup chicken consommé, canned

4 cups water

2 teaspoon cayenne pepper

2 pound chicken thighs

1 cup rutabaga, cubed

2 carrots, peeled

2 celery stalks

1 cup leek, chopped

1/2 teaspoon garlic, granulated

1/2 teaspoon ground cloves

Directions

1. Add all of the above ingredients, except for the cayenne pepper, to a large-sized stock pot.
2. Bring to a rapid boil over high heat.
3. Now, turn the heat to medium-low. Let it simmer, partially covered, an additional 50 minutes or until the chicken is pinkish-brown.
4. Next, discard the chicken and vegetables.
5. Add the cayenne pepper to the broth; allow it to simmer an additional 8 minutes.

6. When the chicken thighs are cool enough to handle, cut off the meat from the bones.
7. Afterwards, add the meat back to the soup and serve warm.

Chicken Liver Pâté With Keto Flatbread

Ingredients

5 cups almond flour

4 tablespoons psyllium husks

Salt, to taste

2 cup lukewarm water

1 stick butter

1 teaspoon turmeric powder

1 teaspoon fresh ginger, minced

35 ounces chicken livers

1 teaspoon Italian seasoning blend

4 tablespoons olive oil

2 white onion, finely chopped

2 teaspoon granulated garlic

For Flatbread:

1 cup flax meal

Directions

1. Blend the chicken livers, Italian seasoning, olive oil, onion and granulated garlic. Mix until everything is well combined and reserve.
2. Then, prepare the flatbread by mixing all dry ingredients in a bowl. Then,

mix all wet ingredients. After that, add the wet ingredients to the dry mixture. Mix well.
3. Allow the dough to rest at room temperature for 2 to 2 hours. Now, divide the dough into 8 balls. Roll out each dough ball until it is very thin.
4. Cook in a lightly greased skillet that is preheated over medium-high heat. Cook for 2 minute per side. Serve with the chicken liver pâté. Enjoy!

Chinese-Style Turkey Meatballs

Ingredients

1/3 pound ground turkey

2 fresh eggs

1/2 cup cheddar cheese, freshly grated

1/2 teaspoon black pepper

1/2 teaspoon Five-spice powder

For the Sauce:

4 cups water

1/2 cup red wine vinegar

2 tablespoons Worcestershire sauce

1 cup tomato puree, sugar-free

1 teaspoon cayenne pepper

1/3 cup erythritol

1/2 teaspoon guar gum

Directions

1. Thoroughly combine the ground turkey, fresh eggs , cheese, black pepper and Five-spice powder in a

mixing bowl. Now, form the mixture into balls (about 28 meatballs).

2. Preheat a nonstick skillet over a medium heat. Brown your meatballs on all sides for 4 to 4 minutes; set them aside.
3. Next, add the water, vinegar, Worcestershire sauce, tomato puree, cayenne pepper and erythritol to the skillet. Whisk until well mixed.
4. After that, gradually add the guar gum. Whisk until the sauce has thickened. Decrease the temperature and bring the sauce to a simmer; make sure to stir periodically.
5. Add the meatballs to the sauce; continue to simmer for 8 to 30 minutes on low or until your meatballs are thoroughly cooked. Serve with lettuce and enjoy!

Biscotti Al Burro Di Mandorle E Cioccolato

Ingredienti:

4 tazze di cotiche di maiale, schiacciate

2 cucchiaino di estratto di vaniglia

1/2 cucchiaino di cannella in polvere

1 tazza di cioccolato senza zucchero, tagliato a pezzi

1 tazza di doppia panna

2 panetto di burro

1 tazza di burro di mandorle

1 tazza di frutta monaco in polvere

Indicazioni

1. In una padella, sciogliere il burro, il burro di mandorle e la frutta Monaco in polvere a fuoco medio.
2. Ora aggiungi le cotiche schiacciate e la vaniglia. Metti la pastella su una teglia e lasciala raffreddare in frigorifero.
3. Nel frattempo, in un pentolino a fuoco medio, sciogliere il cioccolato e la panna doppia. Aggiungere lo strato di cioccolato sulla pastella.
4. Lasciar raffreddare completamente prima di affettare e servire. Buon appetito!

Cheesecake All'arancia

Ingredienti:

Crosta:

2 panetto di burro, temperatura ambiente

1 tazza di cocco non zuccherato, sminuzzato

2 cucchiaio di Swerve

2 tazza di farina di mandorle

Riempimento:

480 grammi di crema al mascarpone

2 cucchiai di succo d'arancia

2 cucchiaino di gelatina in polvere

2 cucchiai di Swerve

Indicazioni

1. Unire bene tutti gli ingredienti per la crosta; pressare il composto di crosta in una pirofila lfresh eggs ermente unta. Lascialo riposare nel frigorifero.
2. Quindi, mescolare 2 tazza di acqua bollente e gelatina fino a quando non si sono sciolti tutti.
3. Versare 2 tazza di acqua fredda.
4. Aggiungere lo Swerve, il mascarpone e il succo d'arancia; frullare fino a ottenere un composto liscio e uniforme.
5. Versare il ripieno sulla crosta preparata. Godere!

Burro Di Arachidi E Cioccolato

Ingredienti:

1 cucchiaino di cannella in polvere

Un pizzico di noce moscata grattugiata

1/2 tazza di fiocchi di cocco non zuccherati

1/2 di tazza di cotiche di maiale, schiacciate

2 panetto di burro, temperatura ambiente

1/2 di tazza di burro di arachidi

1/2 di tazza di cacao amaro in polvere

1/2 di tazza di Swerve

Indicazioni

1. Sciogliere il burro e il burro di arachidi fino a ottenere un composto liscio e uniforme.
2. Aggiungere gli altri ingredienti e mescolare fino a quando tutto è ben amalgamato.
3. Foderare una teglia con un tappetino da forno in silicone.
4. Versare il composto nella teglia. Metti in freezer per 2 ora fino al momento di servire!

Barrette Al Cocco E Mirtilli Rossi

Ingredienti:

- 1 tazza di burro, sciolto
- 1 cucchiaino di Stevia liquida
- 1/2 di tazza di mirtilli rossi
- 4 tazza di fiocchi di cocco, non zuccherati

Indicazioni

1. Mescola tutti gli ingredienti nel tuo robot da cucina finché non sono ben combinati.
2. Premere la pastella in una teglia.
3. Mettete in frigorifero per 2 ora. Tagliare a barrette e servire ben freddo.

Cubetti Di Arachidi E Burro

Ingredienti:

1/2 cucchiaino di cannella in polvere

2 cucchiai di frutta in polvere Monk

Un pizzico di sale grosso

1 tazza di arachidi, tostate e tritate grossolanamente

2 panetto di burro

1/2 di tazza di olio di cocco

2 pasta alla vaniglia

Indicazioni

1. Scalda il burro, l'olio di cocco e la vaniglia nel microonde finché non si sciolgono.
2. Aggiungi la cannella in polvere, la frutta del Monaco in polvere e il sale.
3. Mettere le arachidi tritate in uno stampo di silicone o in una vaschetta per il ghiaccio.
4. Versare il composto di burro caldo sulle arachidi. Metti nel congelatore per 40-65minuti. Buon appetito!

26. Brownies Più Facili Di Sempre

Ingredienti:

- 1 tazza di Swerve
- 2 cucchiaino di estratto di mandorle
- 2 estratto di vaniglia
- 1 tazza di olio di cocco
- 90 grammi di cioccolato da forno, non zuccherato
- 2 cucchiai di farina di mandorle
- 4 cucchiai di farina di cocco
- 1 cucchiaino di lievito in polvere
- 1 tazza di cacao in polvere, non zuccherato
- 4 uova

Indicazioni

1. Unire accuratamente la farina di mandorle, la farina di cocco, il cacao in polvere e il lievito.
2. Mescolare le uova, lo Swerve, l'estratto di mandorle e vaniglia; sbattere con una frusta elettrica in alto fino a quando tutto è ben amalgamato.
3. In una ciotola separata, sciogli l'olio di cocco e il cioccolato nel microonde. Ora aggiungi il composto di uova e mescola di nuovo.
4. Aggiungere gradualmente gli ingredienti secchi e frullare fino a quando tutto è ben incorporato. Versate la pastella in una teglia lfresh eggs ermente unta.
5. Cuocere in forno preriscaldato a 2 65 gradi per circa 65 minuti o fino a quando uno stuzzicadenti inserito al

centro del tuo brownie non esce pulito e asciutto. Buon appetito!

Gelato Al Cioccolato E Avocado

Ingredienti:

- Estratto di vaniglia, senza zucchero, 2 cucchiaini
- Latte di cocco, intero e non zuccherato, 2 tazza
- Panna da montare, 1 tazza
- 6 quadrati di cioccolato, non zuccherato e tritato
- 2 avocado biologico grande, snocciolato
- Eritritolo, in polvere, 1 tazza
- Cacao in polvere, organico e non zuccherato, 1 tazza
- Gocce di stevia liquida, 30

Indicazioni:

1. Togliere la polpa da ogni avocado, metterla in una ciotola e aggiungere la vaniglia, il latte, la panna e frullare con un frullatore ad immersione fino a quando la miscela risulta liscia e cremosa.
2. Aggiungere gli ingredienti rimanenti ad eccezione del cioccolato e mescolare fino a quando sono ben combinati e lisci.
3. Aggiungere il cioccolato tritato e lasciare raffreddare il composto in frigorifero per 25-30 ore.
4. Quando è pronto per essere servito, lasciare riposare il gelato per 45minuti a temperatura ambiente, quindi sporzionare e gustare.
5. Servire immediatamente.

Mousse Al Caffè

Ingredienti:

- Estratto di vaniglia, senza zucchero, 2 cucchiaino e mezzo
- Eritritolo: 1/2 tazza
- Cacao in polvere, non zuccherato, 1/2 tazza
- Caffè istantaneo in polvere, 4 cucchiaini
- Formaggio cremoso, ammorbidito, 250g
- Panna acida, 4 cucchiai da tavola
- Burro, ammorbidito, 2 cucchiai

Per la panna montata:

- Panna montata, 1/2 tazza
- Eritritolo, 2 cucchiaino e mezzo
- Estratto di vaniglia, senza zucchero, 1 cucchiaino

Indicazioni:

1. Preparare la miscela di formaggio cremoso: metterlo in una ciotola, aggiungere la panna acida e il burro e poi lavorarla fino a quando risulta liscia.
2. Ora aggiungere eritritolo, cacao in polvere, caffè e vaniglia e mescolare fino ad amalgamare perfettamente, mettere da parte.
3. Preparare la panna da montare: mettere la panna da montare in una ciotola e sbattere fino a raggiungere il risultato.

4. Aggiungere la vaniglia e l'eritritolo fino alla formazione di picchi rigidi, poi aggiungere 1/2 del composto nella miscela di crema di formaggio e sbattere fino a quando non si è ben mescolata.
5. Aggiungere quindi il restante composto di panna e sbattere fino a quando non si sarà formato un composto omogeneo.
6. Mettere la mousse in una ciotola e metterla in frigorifero per 2 ore e mezza fino a quando non sarà pronta.

Rema Pasticcera Al Rabarbaro E Fragola

Ingredienti:

- Estratto di vaniglia, senza zucchero 2 cucchiaino
- Stevia, liquida, 6 gocce
- Sale, un pizzico
- Gelatina, alimentare 2 cucchiaio e mezzo
- Acqua, 2 tazza
- Latte di cocco, intero, 8 65g
- Uova, 2
- Fragole, fresche, ¾ tazza
- Rabarbaro tritato, 1 tazza
- Collagene, in povere, 1/2 tazza

Indicazioni:

1. Mettere tutti gli ingredienti in un robot da cucina, tranne la gelatina e l'acqua, lavorare fino a lisciatura, poi aggiungere la gelatina e mescolare fino a lisciatura.
2. Dividere uniformemente la crema pasticcera in cinque vasetti e chiuderli con il tappo.
3. Accendere la pentola elettrica a pressione, versare l'acqua, inserire il supporto per i vasetti, posizionare i vasetti su di essa e chiudere la pentola con il coperchio in posizione ermetica.
4. Premere il pulsante "manuale", premere "+/-" per impostare il tempo di cottura su 6 minuti e cuocere ad alta pressione; quando la pressione aumenta nella pentola, il timer di cottura si avvia.

5. Quando la pentola emette un ronzio, premere il pulsante "tenere in caldo", fate un rapido rilascio della pressione e aprite il coperchio.
6. Togliere con attenzione i barattoli, lasciali raffreddare a temperatura ambiente per 35 minuti.
7. Quindi trasferire i vasetti di crema pasticcera nel frigorifero per almeno 4 ore e raffreddateli completamente.
8. Quando sono pronti per essere serviti, agitare i vasetti alcune volte per mescolare tutti gli ingredienti e poi servire.

Crème Brulèe

Ingredienti:

- Edulcorante eritritolo, 6 cucchiai
- Estratto di vaniglia, senza zucchero, 2 cucchiaio da tavola
- Acqua, 2 tazza
- Panna da montare, 2 tazze
- Tuorli d'uovo, 6

Indicazioni:

1. Mettere tutti gli ingredienti in una grande ciotola, riservando 2 cucchiai di dolcificante e l' acqua, frullare bene fino a quando sono ben combinati.
2. Dividere uniformemente il composto in sei stampini e poi coprire ogni stampino con un foglio di alluminio.

3. Accendere la pentola elettrica a pressione, versare l'acqua, quindi inserire il supporto per gli stampini e appoggiateli sopra.
4. Chiudere la pentola con il coperchio in posizione sigillata, poi premere il pulsante "manuale", premere "+/-" fino a impostare il tempo di cottura su 10 minuti e cuocere ad alta pressione; quando la pressione aumenta nella pentola, il timer di cottura si avvia.
5. Quando la pentola emette un ronzio, premere il pulsante "tenere in caldo", rilasciare la pressione naturalmente per 35 minuti, poi fate un rapido rilascio della pressione e aprite il coperchio.
6. Togliere gli stampini, togliere la stagnola e lasciali riposare per 35 minuti a temperatura ambiente e poi raffreddali completamente in frigorifero per 4 ore.

7. Quando sono pronti per essere serviti, cospargere 2 cucchiaino di dolcificante rimasto su ogni crème Brulèe e bruciare il dolcificante con una torcia da cucina.

Budino Alla Zucca

Ingredienti:

- Purè di zucca, 425 g
- Torta di zucca speziata, 2 cucchiaino
- Estratto di vaniglia, senza zucchero, 2 cucchiaino
- Acqua, 2 tazza e mezzo
- Uova, 2
- Panna da montare, 2 tazza
- Edulcorante eritritolo 1/3 tazza

Indicazioni:

1. Rompere le uova in una ciotola, aggiungere 1 tazza di panna, dolcificante, purea di zucca, utilizzare la frusta per amalgamare bene il composto.

2. Prendere una teglia da forno, ungere bene con olio di avocado, poi versare il composto, lisciare la parte superiore e coprire con un foglio di alluminio.
3. Accendere l' "instant pot", versare l'acqua, inserire un supporto e posizionarvi sopra la teglia.
4. Chiudere la pentola con il coperchio in posizione ermetica, poi premere il pulsante "manuale", premere "+/-" per impostare il tempo di cottura su 25 minuti e cuocere ad alta pressione; quando la pressione aumenta nella pentola, il timer di cottura si avvia.
5. Quando la pentola emette un ronzio, premere il pulsante "tenere in caldo", rilasciate la pressione naturalmente per 35 minuti, poi fare un rapido rilascio della pressione e aprite il coperchio.
6. Togliere la teglia e la carta di alluminio, lasciar raffreddare per 35

minuti a temperatura ambiente, poi trasferire la teglia in frigorifero per 4 ore o fino a quando non si sarà raffreddata.
7. Ricoprire la torta con la panna rimasta, poi tagliala a fette e servila.

Muffin Al Cioccolato Fondente

Ingredienti:

- Bicarbonato di sodio, 2 cucchiaino
- Burro di cacao fuso, 250 g
- Olio di avocado, mezza tazza
- Aceto di sidro di mele, 2 cucchiaini
- Estratto di vaniglia, senza zucchero, 4 cucchiaini
- Uova, 4
- Zucca, tritata, cotta al vapore, 2 tazze
- Farina di cocco, 1 tazza
- Sale, un pizzico
- Edulcorante eritritolo, 4 cucchiai

- Cacao in polvere, non zuccherato, 2 tazza
- Collagene in polvere, mezza tazza

Indicazioni:

1. Preriscaldare il forno a 280 gradi, fino a quando i muffin sono pronti per la cottura.
2. Aggiungere tutti gli ingredienti in un robot da cucina o in un frullatore, ad eccezione del collagene, e pulsare per 2 o 2 minuti o fino a quando sono ben combinati ed amalgamati.
3. Poi aggiungere il collagene e pulsare a bassa velocità fino a quando non si è ben mescolato.
4. Prendere una teglia per muffin in silicone da otto tazze, ungere le tazze con olio di avocado e poi e poi versare il composto.

5. Mettere la teglia per muffin in forno e cuocere i muffin per 45minuti, se inserisci un coltello nel muffin e questo ne uscirà pulito, allora la cottura sarà perfetta.
6. Al termine, lasciare raffreddare i muffin per 35 minuti.
7. Mettere i muffin in un sacchetto grande per congelatore o avvolgete ogni muffin con un foglio di alluminio e conservateli in frigorifero per quattro giorni o nel congelatore per un massimo di 4 mesi.
8. Quando sono pronti per essere serviti, metterli nel microonde da 46 secondi a 2 minuto o fino a quando non sono completamente riscaldati e poi servirli con crema al cocco.

Sfere Di Limone

Ingredienti:

- Scorza di limone, 2
- Crema di cocco, intero, 2 cucchiaio
- Eritritolo, 2 cucchiaio
- Estratto di vaniglia, senza zucchero, 2
- Sale – 1/2 cucchiaino
- Burro di cocco, intero, 1/3 tazza
- Olio di avocado, 1/2 tazza
- Succo di limone, 4 cucchiai

Indicazioni:

1. Mettere tutti gli ingredienti in un frullatore e pulsare fino a quando sono ben combinati.

2. Prendere una teglia da forno, foderarla con la carta forno, poi trasferire la miscela sulla teglia e mettere la teglia nel congelatore per 46 minuti fino a quando non sarà abbastanza solida da poter essere manipolata per formare delle palline.
3. Togliere la teglia dal congelatore, formare dieci palline e disporle sulla teglia in un unico strato.
4. Riportare la teglia da forno nel congelatore, lasciarla raffreddare fino a quando si sarà indurita, conservarla nel congelatore per un massimo di 2 mesi.

Yogurt Alla Vaniglia

i

Ingredienti:

- Olio MCT, 2 cucchiaio
- Estratto di vaniglia, senza zucchero, 2 cucchiaini
- Succo di lime, 2 cucchiaio
- Yogurt, biologico, grasso intero, refrigerato, 2 tazza
- Eritritolo, 4 cucchiai da tavola

Indicazioni:

1. Aggiungere tutti gli ingredienti in un frullatore o in un robot da cucina e pulsare per 5 o 10 minuti o fino a quando il composto sarà liscio e cremoso
2. Quindi versare il composto di yogurt in un grande contenitore di vetro e conservarlo in freezer per 5-10 ore fino a quando non sarà duro.

3. Quando è pronto per essere servito, lasciare riposare lo yogurt a temperatura ambiente per 30-35 minuti o fino a quando sarà lfresh eggs ermente morbido e poi servire in delle ciotole.

Gelato Alla Vaniglia

- Ingredienti:
- Edulcorante di eritritolo, 1/2 tazza
- Burro, 4 cucchiai
- Olio MCT, 1/2 tazza
- Estratto di vaniglia, senza zucchero, 2 cucchiaino
- Crema pasticcera, 4 tazze

Indicazioni:

1. Prendere una pentola grande, aggiungere il burro e cuocere per 5-10 minuti o fino a quando il burro è ben sciolto.
2. Aggiungere 2 tazze di crema, mescolare bene, portare il composto ad ebollizione, quindi ridurre il calore a livello medio-basso e far bollire il composto per 50-55 minuti o fino a quando ridotto della metà e

addensato abbastanza per rivestire il retro di un cucchiaio.
3. Versare quindi il composto di gelato in una ciotola capiente e lasciarlo raffreddare a temperatura ambiente.
4. Aggiungere l'olio MCT e la vaniglia, mescolare fino ad ottenere un composto ben amalgamato e frullare aggiungendo la crema restante fino ad ottenere un composto omogeneo.
5. Versare il composto in un recipiente grande, lisciare la parte superiore con una spatola e lasciar congelare per 5-10 ore, mescolando il gelato ogni 45minuti nelle prime due ore e ogni 2 ora per le successive 2 o 4 ore.
6. Quando è pronto per essere servito, lasciarlo riposare a temperatura ambiente per 25-30 minuti o fino a quando si ammorbidisce e poi metterlo in delle coppette.

Crema Pasticcera

Ingredienti:

- Sale marino, 1/2 cucchiaino
- Cannella, 1 cucchiaino
- Estratto di vaniglia, senza zucchero, 2 cucchiaini
- Uova, 2
- Crema, 2 tazze
- Eritritolo, in polvere, 1 tazza

Indicazioni:

1. Impostare il forno a 280 gradi e lasciare preriscaldare.
2. Nel frattempo, rompere le uova in una ciotola e sbattere a velocità medio-bassa per 45 secondi o fino a quando diventa spumoso, mettere da parte fino a quando richiesto.
3. Mettere una casseruola sul fornello a fuoco medio-basso, versare la panna,

cospargere di sale e dolcificante, mescolare bene e cuocere per 4 o 4 minuti o fino a quando non si formano piccole bolle sui bordi, non lasciar bollire.
4. Mescolare la vaniglia, poi, molto lentamente, versare il composto nelle uova, poi dividere il composto in sei stampini e cospargere con la cannella.
5. Inserire gli stampini in una teglia da forno.
6. Mettere la teglia in forno e cuocere per 4 0-45 minuti o fino a quando la crema pasticcera inizia a indurirsi.
7. Togliere con cura la crema pasticcera dalla teglia, lasciarla raffreddare a temperatura ambiente fino a quando si indurisce e conservarla in frigorifero per un massimo di cinque giorni.

Frullato Rosso

Ingredienti:

- barbabietole rosse crude, tritate, 2 tazza
- 4 fragole
- 2-4 gocce di stevia liquida
- 2 tazza e mezzo di latte di mandorla non zuccherato
- 1 tazza di cubetti di ghiaccio

Indicazioni:

1. In un frullatore ad alta velocità, aggiungere tutti gli ingredienti e pulsare fino a lisciatura.
2. Trasferire in 2 bicchieri da portata e servire immediatamente.

Frullato Rosa

Ingredienti:

- 1 tazza di yogurt greco puro e semplice
- 2 tazza di latte di mandorla non zuccherato
- 1/2 tazza di cubetti di ghiaccio
- 1 tazza di fragole fresche
- 30-35 foglie di basilico fresco
- 4 -4 gocce di stevia liquida

Indicazioni:

1. In un frullatore ad alta velocità, aggiungere tutti gli ingredienti e pulsare fino a lisciatura.
2. Trasferire in 2 bicchieri da portata e servire immediatamente.

Frullato D'oro

Ingredienti:

- 1/2 cucchiaino di cardamomo
- Un pizzico di pepe nero macinato
- 2 cucchiai di olio MCT
- 2 cucchiai di polvere di stevia
- 2 tazza e mezzo di latte di mandorla non zuccherato
- 6 cubetti di ghiaccio
- 2 cucchiai di semi di chia
- 2 cucchiaio di curcuma macinata
- 2 cucchiaino di cannella macinata
- 2 cucchiaino di zenzero macinato

Indicazioni:

1. In un frullatore ad alta velocità, aggiungere tutti gli ingredienti e pulsare fino a lisciatura.
2. Trasferire in 2 bicchieri da portata e servire immediatamente.

Frullato Vellutato Al Cioccolato

Ingredienti:

- 5-10 gocce di stevia liquida
- 2 tazza di latte di mandorla non zuccherato
- 1 tazza di latte di cocco non zuccherato
- 1/2 tazza di cubetti di ghiaccio
- 1/2 tazza di cacao in polvere
- 1/2 tazza di burro di mandorle
- 2 cucchiaio di mandorle

Indicazioni:

1. In un frullatore ad alta velocità, aggiungere tutti gli ingredienti e pulsare fino a lisciatura.

2. Trasferire in 2 bicchieri da portata e servire immediatamente.

Frullato Cremoso

Ingredienti:

- 2 cucchiai di burro di arachidi cremoso naturale
- 2 cucchiai di cacao in polvere
- 2 tazza e mezzo di latte di mandorla non zuccherato
- 1 tazza di ghiaccio, tritato
- 1 tazza di avocado, pelato, snocciolato e tritato grossolanamente
- 4 cucchiai di edulcorante alla frutta

Indicazioni:

1. In un frullatore ad alta velocità, aggiungere tutti gli ingredienti e pulsare fino a lisciatura.
2. Trasferire in 2 bicchieri da portata e servire immediatamente.

Frullato Al Latte

Ingredienti:

- 1 cucchiaino di cannella macinata
- 4 45 g di caffè freddo
- 2 tazza di latte di mandorla non zuccherato
- 2 misurino di collagene non aromatizzato in polvere
- 2 cucchiaio di olio MCT
- 2 cucchiaio di semi di chia

Indicazioni:

1. In un frullatore ad alta velocità, aggiungere tutti gli ingredienti e pulsare fino a lisciatura.
2. Trasferire in 2 bicchieri da portata e servire immediatamente.

Tartine All'inglese

Ingredienti:

Per la Pasta:

- 2 cucchiai di Eritritolo in polvere
- 1/2 tazza di panna montata
- 1/2 cucchiaino di scorza di limone fresco, grattugiato
- 2 cucchiaino di estratto organico di vaniglia
- 2 tazze di farina di mandorle
- 6 cucchiai di burro, fuso
- 1/2 cucchiaino di sale marino

Per la crema al mascarpone:
- 280 g di mascarpone, ammorbidito

Per guarnire:

- 1 tazza di fragole fresche

Indicazioni:

1. Preriscaldare il forno a 280 gradi.
2. Per la pasta: in una ciotola, aggiungere tutti gli ingredienti e mescolare fino a quando sono ben combinati.
3. Mettere l'impasto in modo uniforme in teglie per crostate e con le mani, premere il composto stendendolo bene.
4. Con una forchetta, pungere la pasta.
5. Cuocere in forno per circa 30-35 minuti.
6. Toglierla dal forno e metterla su una griglia per farla raffreddare completamente.

7. Per la crema al mascarpone: in una ciotola, aggiungere il mascarpone, l'eritritolo e con un mixer, sbattere a bassa velocità per circa 2 minuti.

8. Aggiungere lentamente la panna montata, sbattendo continuamente a bassa velocità fino a quando è ben amalgamata.

9. A questo punto, sbattere ad alta velocità per circa 4 0-65 secondi o fino ad ottenere una crema densa.

10. Aggiungere la scorza di limone, l'estratto di vaniglia e sbattere fino a quando si è ben amalgamata.

11. Trasferire la crema al mascarpone in un sacchetto da pasticceria (piping), dotato di una grande punta a forma di stella, e riempire le tortine.

12. Guarnire con fragole fresche e servire.

Crostata Dolce Chetogenica

Ingredienti:

- 6 cucchiai di succo di limone fresco
- 2 cucchiai di scorza di limone fresco, grattugiato
- 2 cucchiai di burro
- 4 uova biologiche
- 35 cucchiai di Eritritritolo in polvere

Per la pasta:

- 2 tazza e mezzo di farina di mandorle scottate

- 1 tazza di farina di cocco
- 4 cucchiai di Eritritolo in polvere
- 2 uova biologiche
- 4 cucchiai di burro freddo non salato
- Per il Topping:
- 4 45 g di lamponi freschi

Indicazioni:

1. Per la cagliata di limone: in una piccola padella antiaderente, aggiungere le uova, e l'eritritolo e sbattere fino a combinarli perfettamente.
2. Ora, aggiungere il succo di limone, e la scorza e mescolare fino a quando non sono ben combinati.
3. Mettere la padella a fuoco medio-basso e cuocere per circa 6 -35 minuti o fino a quando il composto diventa denso, mescolando continuamente.
4. Aggiungere il burro e mescolare fino a quando non si sarà sciolto completamente.

5. Togliere dal fuoco e trasferire la cagliata in una ciotola.
6. Con una pellicola trasparente, coprire la ciotola e metterla in frigorifero per circa 2 ore.
7. Preriscaldare il forno a 280 gradi, ingrassate il fondo di teglie per crostate con un po' di olio.

Per la Pasta:

1. In una ciotola capiente, aggiungere tutti gli ingredienti e mescolare fino ad ottenere una palla di pasta.
2. Dividere la pasta in 2 porzioni uguali.
3. Disporre 2 porzione di pasta in ciascuna delle teglie preparate in precedenza e premere delicatamente sul fondo per lisciare la superficie.
4. Con una forchetta, pungere la pasta in molti punti.
5. Cuocere in forno per circa 35 minuti.

6. Togliere le teglie dal forno e metterle da parte per farle raffreddare completamente.
7. Con delicatezza e attenzione, trasferire ogni crosta su un piatto di portata.
8. Mettere la cagliata su ogni crosta e con il retro di un cucchiaio, stendere per lisciare la superficie.
9. Ricoprite ogni crostata con lamponi freschi e servite.

Cheesecake Allo Yogurt Greco

Ingredienti:

- 1/2 tazza di cacao in polvere
- 1/2 tazza di amido di radice delle frecce (fecola di maranta)
- 2 cucchiaino di estratto organico di vaniglia
- Un pizzico di sale marino
- 2 tazze e mezzo di yogurt greco puro e semplice
- 6-8 gocce di stevia liquida
- 4 albumi d'uovo

Indicazioni:

1. Preriscaldare il forno a 280 gradi.
2. Ungere una teglia.

3. In una ciotola grande, aggiungere tutti gli ingredienti e mescolare fino a quando sono ben combinati.
4. Mettere il composto nella teglia preparata in modo uniforme.
5. Cuocere per circa 4 0-50 minuti.
6. Togliere dal forno e lasciare raffreddare completamente.
7. Mettere in frigorifero a raffreddare per circa 5-10 ore.
8. Tagliare in 8 fette di uguali dimensioni e servire.

Salame Dolce

Ingredienti:

- 1 tazza di panna montata
- 4 cucchiai di burro, fuso
- 2 cucchiaino di estratto organico di vaniglia
- Per il riempimento:
- 4 -4 cucchiai d'acqua
- 2 confezione di gelatina non aromatizzata
- 2 tazze panna montata
- 2 cucchiai di estratto organico di vaniglia
- 2 tazza di farina di mandorle
- 1/2 tazza di Polvere di Matcha
- 1/2 tazza di pula di psillio in polvere
- 2 cucchiaino di lievito in polvere organico

- 1 cucchiaino di sale
- 4 grandi uova biologiche

Indicazioni:

1. Preriscaldare il forno a 280 gradi. Rivestire una teglia con carta forno.
2. Per la torta: in una ciotola, aggiungere la farina di mandorle, matcha in polvere, la buccia di psyllium, il lievito in polvere e il sale e mescolare bene.
3. A questo punto, setacciare il composto di farina in una seconda ciotola.
4. In una terza ciotola, aggiungere gli ingredienti rimanenti e sbattere fino a quando sono ben amalgamati.
5. Aggiungere il composto di uova nella ciotola di farina e mescolare fino a formare un impasto molto denso.
6. Disporre l'impasto sulla teglia preparata e arrotolare in un rettangolo uniforme.

7. Cuocere in forno per circa 35 minuti.
8. Toglierla dal forno e metterla su una griglia per farla raffreddare per circa 4-6 minuti.
9. Arrotolare delicatamente il dolce caldo con l'aiuto di carta pergamena.
10. Mettere da parte per raffreddare completamente.
11. Per il ripieno: in un recipiente per microonde, aggiungere l'acqua e la gelatina, inserire nel microonde per circa 25-30 secondi.
12. Togliere dal microonde e sbattere la miscela di gelatina fino ad ottenere un composto omogeneo.
13. Mettere il composto di gelatina e gli ingredienti rimanenti nel mixer e sbattere fino a quando la crema diventa rigida.
14. Distribuire la panna montata sulla torta in modo uniforme.
15. Con attenzione e delicatezza, arrotolare la torta e mettere in

congelatore per circa 35 minuti prima di affettarla.

Ccolato Chetogenica

Ingredienti:

- 2 tazza di Eritritolo granulato
- 6 grandi uova biologiche
- 2 cucchiaino di estratto organico di vaniglia
- 4 cucchiai di cacao in polvere
- 2 cucchiaino di polvere di caffè espresso
- 1/2 cucchiaino di sale
- 250 g di cioccolato fondente al 80%, tritato finemente
- 1 tazza di olio d'oliva

Indicazioni:

1. Preriscaldare il forno a 280 gradi e ungere lfresh eggs ermente il fondo di una tortiera da forno.

2. In una ciotola, aggiungere il cioccolato e l'olio e scaldare nel microonde per circa 2 minuti, mescolando dopo ogni 45 secondi.

3. Togliere dal microonde e mescolare fino ad ottenere un composto omogeneo.

4. Mettere da parte a raffreddare per circa 2 minuti.

5. Aggiungere l'eritritolo e lavorare fino ad ottenere un composto omogeneo.

6. Aggiungere le uova, una alla volta, sbattendo bene dopo ogni aggiunta.

7. Aggiungere l'estratto di vaniglia e mescolare bene.

8. In un'altra ciotola, aggiungere la polvere di cacao, la polvere di caffè espresso, il sale e mescolare bene.

9. Aggiungere la miscela di cacao in polvere nella miscela di cioccolato e mescolare fino ad ottenere un composto ben amalgamato.

10. Mettere il composto nella tortiera preparata in modo uniforme.

11. Cuocere in forno per circa 26 -28 minuti.

12. Togliere dal forno e farla raffreddare per circa 2 0-35 minuti.

13. Capovolgere con attenzione la torta e farla raffreddare completamente prima di affettarla.

Tortino Cuore Caldo

Ingredienti:

- 2 cucchiai di Eritritolo in polvere più altro per spolverare
- 2 cucchiaio di farina di mandorle
- 6 lamponi freschi
- 65 g di cioccolato fondente al 8 0%
- 65 g di burro non salato
- 2 uova biologiche

Indicazioni:

1. Preriscaldare il forno a 280 gradi ed Ingrassare 2 pirottini.
2. In una ciotola per microonde, aggiungere il cioccolato e il burro e impostare il microonde su High per circa 2 minuti o fino a quando non si è

sciolto, mescolando dopo ogni 45secondi.
3. Togliere dal microonde e mescolare fino ad ottenere un composto omogeneo.
4. Mettere le uova in una ciotola e con una frusta a filo sbattere bene.
5. Aggiungere il composto di cioccolato, l'eritritolo e la farina di mandorle e mescolare fino ad ottenere un composto omogeneo.
6. Dividere il composto nei pirottini preparati in modo uniforme.
7. Cuocere in forno per circa 10 minuti o fino a quando la parte superiore non si sarà ben amalgamata.
8. Togliere dal forno e mettere da parte per circa 2 -2 minuti.
9. Con attenzione, capovolgere i dolci sui piatti da portata e spolverare con l'eritritolo in polvere.

Kid-Friendly Parmesan Chicken Meatballs

Ingredients

2 garlic cloves, finely minced

1/2 teaspoon dried rosemary

Salt and ground black pepper, to your liking

1 teaspoon red pepper flakes, crushed

5 pounds chicken, ground

1/3 cup Parmesan cheese, grated

2 fresh eggs s, lightly beaten

2 tablespoon fresh parsley leaves, chopped

2 tablespoon sage leaves, chopped

2 teaspoon onion powder

For the sauce:

4 ripe tomatoes, chopped

2 cup chicken stock

4 tablespoons bacon fat

2 white onion, peeled and finely chopped

Directions

1. Thoroughly combine all ingredients for the meatballs.
2. Now, shape your meatballs to the desired size.
3. Warm 2 tablespoon of the bacon fat in a nonstick skillet over a moderate heat.
4. Now, cook the meatballs for 2 to 4 minutes or until they are cooked

through; reserve, keeping them warm.
5. Next, heat the remaining fat in the same skillet. Sauté the onions until translucent. Stir in the tomatoes and chicken stock; cook 5 o 10 minutes more.
6. Fold in the reserved meatballs, reduce the heat to medium-low and let it simmer approximately 6 minutes. Enjoy!

Tomato, Yogurt And Chicken Chowder

Ingredients

2 fresh jalapeño, deveined and minced

2 cloves garlic, roughly chopped

2 cups tomato bisque, preferably homemade, sugar-free

2 cups water

2 bay leaf

2 tablespoon flax seed meal

1 cup Greek-style yogurt

2 tablespoons coconut oil

4 chicken drumsticks, deboned and chopped

1 teaspoon sea salt

1 teaspoon mixed peppercorns, freshly ground

2 shallots, chopped

1 cup celery, thinly sliced

Directions

1. Melt the coconut oil in a large pot over a moderately high heat. Sear the meat, stirring periodically, for 10 minutes or until it is browned.
2. Season with salt and peppercorns; then, reserve, keeping warm.
3. Now, sauté the shallots, celery, jalapeño and garlic in pan drippings until they are tender and aromatic.
4. Add a splash of the tomato bisque to scrape and stir the browned bits from the pot.
5. Next, pour in the remaining tomato bisque along with 3 cups of water.

6. Throw in the bay leaf and let it simmer for 30 minutes over medium-low heat.
7. Afterwards, add the flax seed meal and yogurt; continue to cook over low heat until it is thoroughly heated.
8. Serve in individual bowls garnished with fresh garden chervil. Bon appétit!

Country Chicken Soup With Root Vegetables

Ingredients:

2 cup full-fat milk

2 cup heavy cream

2 bouillon cubes

2 whole fresh eggs

4 tablespoons fresh chives, roughly chopped

2 tablespoon olive oil

2 teaspoon garlic, finely minced

2 parsnip, chopped

1 cup turnip, chopped

2 carrot, chopped

2 chicken breasts, boneless and *cut* into chunks

Salt and pepper, to taste

4 cups water

Directions

1. Heat the oil in a heavy pot over a moderate heat; now, cook the garlic until aromatic. Add the parsnip, turnip and carrot. Cook until your vegetables are softened.
2. Stir in the chicken; cook until it is no longer pink, for 4 to 4 minutes, stirring periodically. Season with salt and pepper.
3. Pour in the water, milk, and heavy cream. Add the bouillon cubes and bring it to a boil.
4. Reduce the heat to medium-low; let it simmer for 25 minutes longer. Add the beaten fresh eggs and stir an additional minute.
5. Remove from the heat. Serve in individual bowls, garnished with chopped chives. Bon appétit!

Chicken Drumsticks With Tangy Cauliflower Salad

Ingredients

2 teaspoon Dijon mustard

2 tablespoons dry white wine

2 red onion, finely minced

1 cup Colby cheese grated

2 tablespoons fresh Italian parsley, to serve

1 head of cauliflower

2 teaspoons butter

2 chicken drumsticks

2 teaspoon Hungarian paprika

Sea salt and ground black pepper, to taste

1 cup mayonnaise

Directions:

1. Cook the cauliflower in a large pot of salted water until tender; cut into small florets and transfer to a salad bowl.
2. Now, warm the butter in a pan over medium-high heat.
3. Add the chicken, Hungarian paprika salt, and pepper.
4. Cook for 5-10 minutes, turning periodically.
5. Meanwhile, mix the mayonnaise with the mustard, wine, and minced red onion.

6. Add to the bowl with the cauliflower. Top with grated cheese.
7. Serve with the warm chicken drumsticks, garnished with Italian parsley. Bon appétit!

Parmesan Breaded Chicken Breasts With Peppers

Ingredients

1/2 cup Parmigiano-Rfresh eggs iano, freshly grated

2 teaspoons vegetable oil

2 garlic clove, minced

4 bell peppers, quartered lengthwise

2 pound chicken breasts, butterflied

2 teaspoon salt

1/2 teaspoon ground black pepper, or more to taste

2 teaspoon fresh or dried dill, chopped

1/2 cup crushed pork rinds

Directions:

1. Begin by preheating your oven to 425 degrees F. Cover the sides and bottom of a baking pan with a sheet of foil.
2. Place the butterflied chicken breast on the baking pan. Season with salt and pepper.
3. Now, combine the dill, pork rinds, Parmigiano-Rfresh eggs iano, vegetable oil and garlic clove. Dip each chicken breast into this mixture.
4. Arrange the bell peppers around the prepared chicken breasts. Bake for 25 minutes or until the juices run clear.

Serve immediately and enjoy!

Chicken Sausage With Spaghetti Squash

Ingredients

8 ounces spaghetti squash

2 teaspoon kosher salt

1/2 teaspoon black pepper, freshly ground

5 cups chicken broth

1/2 cup whipped cream

2 teaspoons tallow

4 pounds cheddar & bacon chicken sausages, sliced

1 cup yellow onions, finely chopped

2 banana pepper, deveined and finely minced

2 teaspoon garlic, minced

Directions

1. Melt the tallow in a pan over a moderate heat. Then, cook the sausages about 8 minutes. Reserve.
2. Cook the onions, pepper and garlic in pan drippings.
3. Add the squash, salt, black pepper and chicken broth; bring to a boil until the sauce has thickened.
4. Stir in the whipped cream and cook until thoroughly heated. Serve with reserved sausages. Bon appétit!

www.ingramcontent.com/pod-product-compliance
Lightning Source LLC
LaVergne TN
LVHW011943070526
838202LV00054B/4772